Die Erfindung
des Astralkörpers

Geist, Aura und Wandung

Eine Betrachtung

von

Lutz Spilker

DIE ERFINDUNG DES ASTRALKÖRPERS – GEIST, AURA UND WANDUNG

Bibliografische Information der Deutschen Nationalbibliothek:
Die Deutsche Nationalbibliothek verzeichnet diese Publikation in der Deutschen Nationalbiblio-
grafie; detaillierte bibliografische Daten sind im Internet über http://dnb.dnb.de abrufbar.

Softcover ISBN: 978-3-384-13432-5
Ebook ISBN: 978-3-384-13433-2

Druck und Distribution im Auftrag des Autors:
tredition GmbH, An der Strusbek 10, 22926 Ahrensburg, Germany

Inhalt

Auch der Geist hat seine Hygiene, er bedarf, wie der Körper, einer Gymnastik.

Honoré de Balzac

Honoré de Balzac [ɔnɔˈʁe d(ə) balˈzak] (* 20. Mai 1799 in Tours; † 18. August 1850 in Paris) war ein französischer Schriftsteller. In den Literaturgeschichten wird er, obwohl er eigentlich zur Generation der Romantiker zählt, mit dem sechzehn Jahre älteren Stendhal und dem 22 Jahre jüngeren Gustave Flaubert als Dreigestirn der großen Realisten gesehen.

Vorwort

In den Tiefen der esoterischen Überlieferungen und spirituellen Traditionen manifestiert sich ein faszinierendes Konzept, das die Brücke zwischen dem Physischen und dem Metaphysischen zu schlagen versucht – der Astralkörper. In unserem Buch, mit dem vieldeutigen Titel ›Die Erfindung des Astralkörpers‹, tauchen wir in die Welt dieses geheimnisvollen Energiewesens ein, das in den Annalen der Menschheitsgeschichte eine bedeutende Rolle spielt.

Die Umschreibung des Astralkörpers als ›Energiekörper‹, der den physischen Körper umgibt und ihn durchdringt, öffnet die Pforten zu einer Reihe von Überlegungen über die Natur des Menschseins. Dieser immaterielle Begleiter wird als Träger von Emotionen, Gedanken und spirituellen Erfahrungen betrachtet, und in bestimmten Zuständen, sei es während des Schlafs oder in Trancezuständen, soll er angeblich den physischen Körper verlassen und Reisen durch verschiedene Ebenen der Realität oder des Bewusstseins antreten.

Doch wie stehen wir zu dieser Vorstellung? Welche Rolle spielt der Astralkörper in unserem Verständnis der Welt und des Selbst? Diese Fragen bilden den Dreh- und Angelpunkt unserer Reise durch die verschiedenen Aspekte dieses faszinierenden Konzepts.

Anzuerkennen ist, dass die Existenz von Astralkörpern und ihre vermeintlichen Reisen durch verschiedene Ebenen der Realität oder des Bewusstseins von kulturellen, religiösen und spirituellen Überzeugungen stark geprägt sind. Während einige fest an die Realität von Astralkörpern und die Möglichkeit außerkörperlicher Erfahrungen glauben, betrachten andere diese Konzepte als rein metaphysisch, ohne wissenschaftliche Grundlage.

Die Schnittstelle zwischen Glauben und Wissen wird noch komplexer, wenn wir die Perspektive der Wissenschaft hinzufügen. Bisher gibt es keine überzeugenden wissenschaftlichen Beweise für die Existenz von Astralkörpern oder die Möglichkeit außerkörperlicher Erfahrungen im Sinne einer tatsächlichen Trennung des Bewusstseins vom physischen Körper. Neurologische Prozesse, Träume oder Halluzinationen können viele Phänomene erklären, die als außerkörperliche Erfahrungen interpretiert werden.

Die Herausforderung besteht darin, die Empirie in einem Bereich zu erforschen, der oft außerhalb der traditionellen wissenschaftlichen Methodik liegt. In vielen Fällen fehlen wissenschaftliche Studien zur Reproduzierbarkeit und Überprüfung von Phänomenen rund um Astralkörper und außerkörperliche Erfahrungen unter kontrollierten Bedingungen.

Für Wissenschaftler bleibt die Frage nach der Realität esoterischer Phänomene wie Astralkörper oder außerkörperliche Erfahrungen oft unbeantwortet oder wird als Thema für spekulative Diskussionen betrachtet. Während einige Forscher versuchen, diese Phänomene zu erforschen und zu verstehen, betrachten andere sie als außerhalb des Bereichs wissenschaftlicher Untersuchung.

Unser Buch lädt Sie ein, diese faszinierende Reise anzutreten – eine Reise, die die Grenzen zwischen Glauben und Wissen, zwischen Spiritualität und Wissenschaft, herausfordert und vielleicht sogar neu definiert. Die Erfindung des Astralkörpers bleibt ein Thema intensiver Diskussion und Forschung, das nicht nur das Wesen unserer Existenz, sondern auch die Art und Weise, wie wir die Welt um uns herum verstehen, in Frage stellt. Tauchen Sie ein in dieses Buch, und lassen Sie sich von den Mysterien des Astralkörpers verzaubern.

Die Faszination des Astralkörpers

Ein ferner Sternenhimmel spannt sich über uns, während wir unsere Augen zum Universum erheben und uns fragen: Was verbirgt sich jenseits des Sichtbaren? Diese Sehnsucht nach dem Unbekannten, nach einer Welt, die außerhalb unserer greifbaren Realität existiert, ist so alt wie die Menschheit selbst. Inmitten dieser Sehnsucht erhebt sich ein faszinierendes Konzept – der Astralkörper.

Wie ein schimmernder Schleier, der unseren physischen Körper umgibt, ist der Astralkörper seit jeher Gegenstand der Bewunderung, der Spekulation und der spirituellen Praxis. Seine Existenz durchdringt die Seiten alter Schriften, von den alten Kulturen bis zu den modernen esoterischen Bewegungen, und lässt die Grenzen zwischen Wissenschaft und Spiritualität verschwimmen.

Die Faszination des Astralkörpers liegt nicht nur in seiner vermeintlichen Existenz als Energiekörper, sondern auch in seiner Rolle als Träger von Emotionen, Gedanken und spirituellen Erfahrungen. In den Weiten des Astralreichs sollen wir angeblich die Fähigkeit besitzen, unseren physischen Körper zu verlassen und durch verschiedene Ebenen der Realität oder des Bewusstseins zu reisen.

Das Geheimnis des Astralkörpers regt unsere Vorstellungskraft an, fordert uns heraus, die Natur des Menschseins zu erforschen und unsere Beziehung zum Kosmos zu hinterfragen. Er symbolisiert die Verbindung zwischen Körper und Geist, zwischen dem Materiellen und dem Immateriellen, und lädt uns ein, die verborgenen Tiefen unseres Seins zu erkunden.

In diesem Buch begeben wir uns auf eine Reise durch die Geschichte, die Philosophie und die Wissenschaft des Astralkörpers. Wir erforschen seine antiken Wurzeln, seine Renaissance in der modernen Esoterik und seine Bedeutung in verschiedenen spirituellen Traditionen. Wir werfen einen kritischen Blick auf die vorhandenen wissenschaftlichen Erkenntnisse und die aktuellen Debatten, die die Existenz des Astralkörpers umgeben.

Tauchen Sie mit uns ein in die faszinierende Welt des Astralkörpers, lassen Sie sich von seinen Mysterien verzaubern und öffnen Sie Ihr Bewusstsein für die unendlichen Möglichkeiten, die jenseits unserer greifbaren Realität liegen. Die Reise beginnt hier, in der Faszination des Astralkörpers, und wir laden Sie ein, Teil dieses erstaunlichen Abenteuers zu werden.

Antike Wurzeln:

Astralkörper in den alten Kulturen

In diesem Kapitel tauchen wir ein in die geheimnisvolle Welt der antiken Kulturen und entdecken die Spuren des Astralkörpers in ihren Mythen, Ritualen und Überlieferungen. Wir erkunden die verschiedenen Interpretationen dieses Konzepts und seine Bedeutung für das Verständnis der menschlichen Natur und des spirituellen Universums.

Die Sehnsucht nach dem Transzendenten ist ein uraltes Phänomen, das die Menschheit seit Jahrtausenden begleitet. In den geheimnisvollen Schriften und Überlieferungen der antiken Kulturen finden wir Spuren eines Konzepts, das dem heutigen Astralkörper ähnelt – eine nicht-physische Hülle, die den menschlichen Geist umgibt und mit ihm in Verbindung steht.

In den Mythen und Legenden des alten Ägypten, der Wiege der esoterischen Weisheit, finden wir Hinweise auf das Konzept des ›Ka‹, einem Aspekt der Seele, der als doppelter Astralkörper betrachtet wurde. Der Ka wurde als eine Art spirituelles Doppel des physischen Körpers angesehen und spielte eine zentrale Rolle im ägyptischen Glauben an das Leben nach dem Tod.

Auch in den vedischen Schriften* des alten Indiens entdecken wir eine Vorstellung von nicht-physischen Körpern, die den Menschen umgeben und durchdringen. Die Upanishaden beschreiben den ›Annamaya Kosha‹ (den Nahrungskörper) und den ›Pranamaya Kosha‹ (den Energiekörper) als Schichten, die den physischen Körper umgeben und ihn mit Lebenskraft versorgen.

* = Der Veda (auch Weda) oder die Veden (Sanskrit, m., वेद, veda ›Wissen‹, ›heilige Lehre‹) ist eine zunächst mündlich überlieferte, später verschriftlichte Sammlung religiöser Texte im Hinduismus. Viele hinduistische Strömungen überliefern eine grundlegende Autorität des Veda. Den Kern des Veda bildet die mündliche Tradition der Shruti, das sind von Rishis (Weisen) ›gehörte‹ Gesänge, also Offenbarungen.
→ https://de.wikipedia.org/wiki/Veda

Im antiken Griechenland und Rom war das Konzept des ›Daimon‹** oder ›Genius‹ eng mit dem Astralkörper verbunden. Diese spirituellen Begleiter wurden als nicht-physische Wesen betrachtet, die den Menschen inspirierten und schützten, und deren Existenz eng mit dem individuellen Schicksal verbunden war.

** = Ein Daimon (altgriechisch δαίμων daímōn, Plural daímones) ist in der griechischen Mythologie und Philosophie ein Geistwesen (siehe Dämon in den Religionswissenschaften). Der Begriff kann sich auf einen Gott oder auf die Seele eines Toten beziehen; meist sind aber Wesen gemeint, die einer von Göttern und Menschen zu unterscheidenden Klasse angehören. Die Daimones vermitteln zwischen Göttern und Menschen. Ein besonderes Konzept ist das des ›persönlichen‹ Daimons, die Personifikation der Schicksalsbestimmung eines Menschen. Dem griechischen Daimon entspricht weitgehend der römische Genius.
→ https://de.wikipedia.org/wiki/Daimon

Die alten chinesischen Traditionen, insbesondere das Taoismus*** und das Konzept des ›Qi‹, enthalten ebenfalls Vorstellungen von nicht-physischen Energiekörpern, die den menschlichen Körper umgeben und beeinflussen. Der ›Hun‹ und der ›Po‹ wurden als Aspekte der Seele betrachtet, die den physischen Körper durchdringen und mit dem universellen Fluss von Qi interagieren.

***= Der Daoismus (chinesisch 道家, Pinyin dàojiā – ›Lehre des Dao, Lehre des Weges‹), gemäß anderen Umschriften auch Taoismus, ist eine chinesische Philosophie und Weltanschauung und wird als Chinas eigene und authentische Religion angesehen. Seine historisch gesicherten Ursprünge liegen im 4. Jahrhundert v. Chr., als das Daodejing (in älteren Umschriften Tao te king, Tao te ching u. Ä.) des Laozi (Laotse, Lao-tzu) entstand. Zwischen philosophischem und religiösem Daoismus bestehen zwar teils gewichtige Unterschiede, letztlich sind die beiden aber nicht scharf voneinander abzugrenzen.

Neben Konfuzianismus und Buddhismus ist der Daoismus eine der Drei Lehren (三教, sānjiào), durch die China maßgeblich geprägt wurde. Auch über China hinaus haben die Drei Lehren wesentlichen Einfluss auf Religion und Geisteswelt der Menschen ausgeübt. In China beeinflusste der Daoismus die Kultur in den Bereichen der Politik, Wirtschaft, Philosophie, Literatur, Kunst, Musik, Ernährungskunde, Medizin, Chemie, Kampfkunst und Geographie.
→ https://de.wikipedia.org/wiki/Daoismus

Diese vielfältigen Beispiele aus den antiken Kulturen zeigen, dass das Konzept des Astralkörpers tief in der menschlichen Geschichte verwurzelt ist. Es war ein Versuch, das Wesen des Menschen und seine Verbindung zum Kosmos zu verstehen, und es prägte die Vorstellungen von Spiritualität und Seelenlehre in den frühesten Zivilisationen.

Renaissance der Esoterik: Astralkörper im Mittelalter und in der Renaissance

In diesem Kapitel tauchen wir ein in die Welt des Mittelalters und der Renaissance und entdecken die reiche Vielfalt der esoterischen Traditionen, die das Konzept des Astralkörpers hervorbrachten.

Wir erkunden die Werke und Lehren der großen Denker und Mystiker dieser Zeit und verstehen, wie ihre Visionen die Grundlage für die moderne Esoterik legten.

Die dunklen Zeiten des Mittelalters, geprägt von religiöser Dogmatik und mystischer Verehrung, gaben den Keim für eine Renaissance der Esoterik. Während sich die Welt im Wandel befand und das Licht des Wissens langsam wieder zu leuchten begann, erlebte das Konzept des Astralkörpers eine Wiederbelebung und eine Neuinterpretation.

In den geheimen Gesellschaften und mystischen Orden des Mittelalters fanden sich Männer und Frauen zusammen, die nach spiritueller Erleuchtung und Erkenntnis strebten. In ihren Ritualen und Lehren spielte der Astralkörper eine zentrale Rolle als Instrument der Erleuchtung und des Bewusstseins.

Die Alchemisten, jene geheimnisvollen Alchemiker, die das Geheimnis der Transformation suchten, glaubten an die Existenz eines subtilen Körpers, der den physischen Körper durchdringt und es ermöglicht, die geistigen und spirituellen Kräfte zu lenken. Ihr Streben nach der Herstellung des ›Steins der Weisen‹ war eng mit der Vorstellung verbunden, den Astralkörper zu erwecken und zu reinigen.

Auch die Hermetik, eine mystische Tradition, die auf den Lehren des Hermes Trismegistos* basiert, befasste sich mit dem Konzept des Astralkörpers als Mittler zwischen Himmel und Erde. Die Hermetiker glaubten an die Existenz eines ›Ätherkörpers‹, der den physischen Körper umgibt und ihn mit den höheren Sphären verbindet.

---

* = Die Göttergestalt des Hermes Trismegistos (altgriechisch Ἑρμῆς ὁ Τρισμέγιστος Hermḗs ho Trismégistos ›der dreimal größte Hermes‹) ist eine synkretistische Verschmelzung des griechischen Gottes Hermes mit dem ägyptischen Gott Thot. Bis in die frühe Neuzeit glaubte man, Hermes Trismegistos habe tatsächlich gelebt und sei der Verfasser der nach ihm benannten hermetischen Schriften.
→ https://de.wikipedia.org/wiki/Hermes_Trismegistos

Die Renaissance, eine Ära des Aufbruchs und der Erneuerung, brachte eine Welle der Neugier und des Entdeckergeistes mit sich. In den Kunstwerken und Schriften der Renaissance finden sich zahlreiche Verweise auf den Astralkörper und seine Rolle im Verständnis der menschlichen Natur.

Das Werk des italienischen Philosophen Marsilio Ficino (1433 - 1499) und des deutschen Mystikers Paracelsus** trugen zur Popularisierung des Konzepts des Astralkörpers bei und inspirierten Generationen von Suchenden und Denkern. Ihre Schriften über die Geheimnisse des Universums und die Natur des Menschen entfachten das Feuer der Esoterik und verankerten den Astralkörper fest im kollektiven Bewusstsein.

** = Theophrastus Bombast von Hohenheim, genannt Paracelsus (* 1493 oder 1494 in Egg, Kanton Schwyz; † 24. September 1541 in Salzburg; mit allen bezeugten Namen, die nie alle gleichzeitig vorkommen, Philippus Theophrastus Aureolus Bombast von Hohenheim), war ein Schweizer Arzt, Naturphilosoph, Naturmystiker, Alchemist, Laientheologe und Sozialethiker. Er wurde zu seiner Zeit vor allem als Arzt wahrgenommen und ist seit der zweiten Hälfte des 16. Jahrhunderts einer der berühmtesten europäischen Ärzte überhaupt. Er kritisierte die für die Medizin seiner Zeit grundlegende hippokratisch-galenische Säftelehre und reformierte die Heilkunde, indem er chemisch-biologisch-dynamische Auffassungen und alchemistische Ideen in sie einführte. Er veröffentlichte seine Schriften statt in Latein meist in der deutschen Volkssprache.
→ https://de.wikipedia.org/wiki/Paracelsus

Die Geburt der modernen Esoterik:
Einflüsse des 19. Jahrhunderts

In diesem Kapitel erforschen wir die vielfältigen Einflüsse des 19. Jahrhunderts auf die Geburt der modernen Esoterik und das Aufkommen des Konzepts des Astralkörpers. Wir beleuchten die Schlüsselfiguren und Bewegungen dieser Zeit und verstehen, wie ihre Ideen die Grundlage für die esoterische Landschaft des 20. Jahrhunderts schufen.

Das 19. Jahrhundert war eine Zeit des Umbruchs und der Transformation, die die Grundlagen für die moderne Esoterik legte. Während sich die Gesellschaft im Zuge der industriellen Revolution und des wissenschaftlichen Fortschritts wandelte, entstanden neue Strömungen des Denkens und der Spiritualität, die das Konzept des Astralkörpers auf eine neue Ebene brachten.

Eine der einflussreichsten Bewegungen dieser Zeit war der Spiritismus, der in den 1840er Jahren in den USA entstand. Unter der Leitung von Medien wie den Fox-Schwestern* begannen Menschen, sich mit der Geisterwelt zu verbinden und Nachrichten aus dem Jenseits zu empfangen. Der Spiritismus popularisierte die Idee der Existenz einer nicht-physischen Realität und ebnete den Weg für das Interesse an außersinnlichen Erfahrungen.

Die Theosophische Gesellschaft, gegründet von Helena Petrovna Blavatsky**, spielte eine entscheidende Rolle in der Verbreitung esoterischer Ideen im 19. Jahrhundert. Blavatskys bahnbrechendes Werk ›Die Geheimlehre‹ präsentierte eine umfassende kosmologische Vision, die den Astralkörper als einen Teil des multidimensionalen Universums darstellte. Die Theosophie beeinflusste nicht nur die spirituelle Landschaft ihrer Zeit, sondern wirkte auch weit über das 19. Jahrhundert hinaus.

Parallel dazu entstanden neue Formen der westlichen Esoterik, die sich auf alte Traditionen wie die Kabbala, die Hermetik und die Alchemie stützten. Die Rosenkreuzer-Bewegung, die Freimaurerei und die Okkultismus wurden zu wichtigen Plattformen für die Erforschung des Astralkörpers und anderer esoterischer Themen.

Der Einfluss der Romantik, mit ihrem Hang zum Mystischen und Übersinnlichen, trug ebenfalls zur Popularisierung esoterischer Ideen bei. Künstler, Dichter und Schriftsteller wie William Blake (1757 - 1827), Johann Wolfgang von Goethe (1749 - 1832) und Edgar Allan Poe (1809 - 1849) eröffneten neue Wege des Denkens und der Wahrnehmung, die das Bewusstsein für die metaphysischen Aspekte des Lebens schärfen.

Die Blütezeit der Esoterik im 20. Jahrhundert: Von Helena Blavatsky bis zu den New Age-Bewegungen

In diesem Kapitel erkunden wir die vielfältigen Strömungen und Einflüsse, die die Blütezeit der Esoterik im 20. Jahrhundert prägten.

Wir betrachten die Werke und Lehren herausragender Persönlichkeiten wie Helena Blavatsky, Rudolf Steiner (1861 - 1926) und Paramahansa Yogananda (1893 - 1952) und verstehen, wie ihre Visionen die moderne esoterische Landschaft geprägt haben

Das 20. Jahrhundert war eine Ära der spirituellen Erneuerung und des Aufbruchs, geprägt von einer Vielzahl von esoterischen Bewegungen, die das Konzept des Astralkörpers weiterentwickelten und popularisierten. Von den bahnbrechenden Lehren Helena Blavatskys bis hin zu den weitreichenden Einflüssen der New Age-Bewegungen markierte dieses Jahrhundert eine Blütezeit der Esoterik.

Helena Petrovna Blavatsky, die Gründerin der Theosophischen Gesellschaft, hinterließ einen bleibenden Eindruck auf die esoterische Landschaft des 20. Jahrhunderts. Ihre Werke, darunter ›Die Geheimlehre‹ und ›Isis Unveiled‹, präsentierten eine umfassende kosmologische Vision, die den Astralkörper als Schlüssel zum

Verständnis des Universums und des menschlichen Bewusstseins darstellte. Blavatskys Lehren fanden weltweit Anhänger und inspirierten Generationen von Suchenden.

Im frühen 20. Jahrhundert erlebte die Esoterik eine Blütezeit, die durch die Verbreitung esoterischer Lehren und Praktiken in der westlichen Welt gekennzeichnet war. Die Gründung von Organisationen wie der Anthroposophischen Gesellschaft durch Rudolf Steiner und der Hermetischen Orden der Goldenen Morgenröte durch S.L. MacGregor Mathers und Aleister Crowley trug zur Popularisierung esoterischer Ideen bei und führte zu einer breiten Palette von esoterischen Bewegungen.

Die Nachkriegszeit sah das Aufkommen der New Age-Bewegungen, die eine Synthese aus östlichen und westlichen spirituellen Traditionen anstrebten und den Astralkörper als Schlüssel zur spirituellen Entwicklung betrachteten. Die Veröffentlichung von Werken wie ›Autobiography of a Yogi‹ von Paramahansa Yogananda und ›The Celestine Prophecy‹ von James Redfield trug dazu bei, das Bewusstsein für esoterische Ideen zu erweitern und die Suche nach spiritueller Erleuchtung zu beflügeln.

Die Popularisierung von Praktiken wie Meditation, Yoga und alternativen Heilmethoden trug dazu bei, das Bewusstsein für den Astralkörper und seine Rolle im menschlichen Leben zu schärfen. Esoterische Themen wurden zunehmend in Mainstream-Medien und Popkultur integriert, was zu einer breiteren Akzeptanz und Anerkennung esoterischer Ideen führte.

Die Rolle des Astralkörpers in verschiedenen spirituellen Traditionen

In diesem Kapitel erkunden wir die vielfältigen Rollen und Interpretationen des Astralkörpers in verschiedenen spirituellen Traditionen rund um den Globus.

Wir tauchen ein in die Weisheit der alten Schriften und Lehren und verstehen, wie das Konzept des Astralkörpers das Verständnis des menschlichen Seins und seiner Beziehung zum Kosmos in unterschiedlichen Kulturen geprägt hat.

Der Astralkörper, als eine nicht-physische Hülle des menschlichen Seins, spielt eine zentrale Rolle in zahlreichen spirituellen Traditionen rund um den Globus. Von den alten vedischen Schriften bis zu den indigenen Weisheitslehren der amerikanischen Ureinwohner spiegelt sich die Vorstellung eines subtilen Energiekörpers wider, der den physischen Körper umgibt und ihn mit den höheren Sphären verbindet.

In den vedischen Schriften des alten Indiens finden wir die Konzepte der ›Koshas‹, subtiler Energiehüllen, die den menschlichen Körper umgeben und seine verschiedenen Aspekte repräsentieren. Der ›Pranamaya Kosha‹, der Energiekörper, und der ›Manomaya Kosha‹, der Geisteskörper, sind eng mit dem Konzept des Astralkörpers verbunden und werden als

Mittler zwischen dem individuellen Selbst und dem kosmischen Bewusstsein betrachtet.

Die chinesische Tradition des Taoismus betrachtet den Astralkörper als Teil des ›Shen‹, des spirituellen Aspekts des menschlichen Wesens. Durch Praktiken wie Qigong und Tai Chi streben Taoisten danach, den Astralkörper zu reinigen und zu stärken, um eine harmonische Verbindung zwischen Körper, Geist und Seele zu erreichen.

Im Christentum und im Islam finden wir ebenfalls Spuren des Konzepts des Astralkörpers, wenn auch unter unterschiedlichen Bezeichnungen. Die Idee des ›Heiligen Geistes‹ im Christentum und des ›Ruh‹* im Islam deutet auf eine nicht-physische Realität hin, die den individuellen Menschen transzendiert und eine Verbindung zum Göttlichen herstellt.

---

* = Der koranische Begriff Rūḥ al-Qudus

Im Koran begegnet viermal arabisch روح القدس Rūḥ al-Qudus, der ›Heilige Geist‹, welcher als Mittel der göttlichen Handlung oder Kommunikation fungiert:

• Bezogen auf Jesus: »Und wir haben Jesus, dem Sohn der Maria, die klaren Beweise gegeben und ihn mit dem heiligen Geist gestärkt.« (Sure 2, 28 und fast gleichlautend 2,53, sowie Sure 5,110)
• Bezogen auf Mohammed: »Sag: Der heilige Geist hat ihn (d.h. den Koran) von deinem Herrn mit der Wahrheit herabgesandt, um diejenigen, die glauben, zu festigen, und als Rechtleitung und Frohbotschaft für die, die sich (Gott) ergeben haben.« (Sure 16,102)

Die übliche Identifikation von Rūḥ al-Qudus mit dem Erzengel Djibril liegt dadurch nahe, dass Gott nach Sure 19,17 seinen Geist zu Maria entsandte, der ihr ›als ein wohlgestalteter Mensch‹ erschien. Nach Sure 78,38 steht ›der Geist‹ in einer Reihe mit den Engeln vor Gott.

Die muslimische Interpretation des Heiligen Geistes stimmt im Allgemeinen mit anderen Interpretationen überein, etwa die der Thora und des Neuen Testaments. Ferner bezieht sich der Koran auf rūḥ als Ruh al-qudus (arabisch روح القدس, ›der heilige Geist‹ oder ›Geist der Heiligkeit‹) und al-ruh al-amin (›der treue oder vertrauenswürdige Geist‹).

Nach sunnitischer Auffassung des Islam wird der Erzengel Djibril auch als Ruh al-Qudus / روح القدس / ‚Geist der Heiligkeit' bezeichnet. Vergleiche hierzu die islamische Sichtweise der Trinität und Gabriel (Erzengel).

Im schiitischen Islam wird Ruh al-Qudus als etwas beschrieben, das mächtiger sei als Erzengel Djibril oder Erzengel Mika'il. Dieser Ruh al-Qudus wurde zu Muhammad geschickt um ihn zu informieren und zu leiten. In einigen schiitischen Traditionen, wird Ruh al-Qudus als einer der fünf Geister gesehen durch die ein Imam inspiriert wird. Im Gegensatz zu den anderen vier Geistern, sei er immer wachsam und verfügbar, um die Imam zu jedem Thema zu informieren. Uneinigkeit besteht darüber, ob ruh al-Qudus ein Engel ist.
→ https://de.wikipedia.org/wiki/Heiliger_Geist#Islam

Die indigenen Kulturen der Welt, von den Aborigines in Australien bis zu den Navajo in Nordamerika, haben ihre eigenen Vorstellungen von nicht-physischen Energiekörpern, die den menschlichen Körper umgeben und mit der spirituellen Welt interagieren. In ihren Riten und Zeremonien spielen diese Konzepte eine wichtige Rolle bei der Heilung, der Kommunikation mit den Ahnen und der Erhaltung des Gleichgewichts in der Natur.

Astralkörper und Yoga:
Die Verbindung von Körper und Geist

In diesem Kapitel tauchen wir tief in die Welt des Yoga ein und erkunden die subtilen Wege, auf denen diese uralte Praxis den Astralkörper und seine Verbindung zum menschlichen Sein erforscht.

Wir verstehen, wie die Praktiken des Yoga dazu beitragen, die Brücke zwischen Körper und Geist zu schlagen und das Bewusstsein für die subtilen Realitäten des Astralkörpers zu erweitern.

Yoga, eine jahrtausendealte Praxis, die ihren Ursprung in den vedischen Traditionen Indiens hat, verkörpert die harmonische Vereinigung von Körper, Geist und Seele. In den Lehren des Yoga finden wir tiefe Einsichten in die Natur des Astralkörpers und seine Rolle als Bindeglied zwischen den verschiedenen Ebenen des Seins.

Eine der grundlegenden Ideen im Yoga ist die Vorstellung von ›Prana‹, der Lebensenergie, die durch den Körper fließt und ihn mit dem kosmischen Bewusstsein verbindet. Prana wird oft als der lebensspendende Atem des Universums betrachtet, der den physischen Körper mit Vitalität und Lebenskraft versorgt.

In den Yoga-Sutras des Patanjali, einem der grundlegenden Texte des Yoga, wird der Begriff ‹Pranayama› verwendet, um die Praxis der Atemkontrolle zu beschreiben. Durch bewusste Atemtechniken kann der Praktizierende den Fluss von Prana im Körper lenken und harmonisieren, was zu einem Zustand tiefer Entspannung, erhöhter Energie und spiritueller Erhebung führt.

Der Astralkörper, als subtiler Energiekörper, wird im Yoga als Teil des feinstofflichen Systems des Menschen betrachtet. Durch die Praxis von Asanas (Yoga-Übungen) und Pranayama wird der Astralkörper gereinigt, gestärkt und ausbalanciert, was zu einem verbesserten Wohlbefinden auf körperlicher, geistiger und spiritueller Ebene führt.

Die Verbindung von Körper und Geist im Yoga wird auch durch die Praxis der Meditation vertieft. Durch das Zur-Ruhe-Bringen des Geistes und das Eintauchen in die Stille des inneren Selbst kann der Praktizierende eine direkte Erfahrung des Astralkörpers und seiner subtilen Energien machen, was zu einem Gefühl der Verbundenheit und Ganzheitlichkeit führt.

In den tantrischen Traditionen des Yoga wird der Astralkörper als ›Sukshma Sharira‹ bezeichnet, das subtile Körper oder der feinstoffliche Körper. Die tantrischen Praktiken, die auf der Erweckung der Kundalini-Energie basieren, zielen darauf ab, den Astralkörper zu aktivieren und zu erheben, um eine höhere Bewusstseinsebene zu erreichen.

Astralprojektion:
Die Kunst des Verlassens des physischen Körpers

In diesem Kapitel tauchen wir tief in die Welt der Astralprojektion ein und erkunden die Techniken, Praktiken und Theorien, die dieses faszinierende Phänomen umgeben.

Wir betrachten die historischen Wurzeln der Astralprojektion, die verschiedenen Ansätze zur Förderung dieses Zustands und die modernen wissenschaftlichen Perspektiven auf dieses mysteriöse und transformative Erlebnis.

Astralprojektion, auch bekannt als außerkörperliche Erfahrung, ist ein faszinierendes Phänomen, das die Grenzen des menschlichen Bewusstseins und der Wahrnehmung herausfordert. Die Vorstellung, den physischen Körper zu verlassen und frei durch die subtilen Reiche des Astralen zu reisen, fasziniert Menschen seit Jahrhunderten und hat eine Vielzahl von Praktiken und Techniken hervorgebracht.

Die Kunst der Astralprojektion hat ihre Wurzeln in den esoterischen Traditionen der Welt, von den alten ägyptischen Schriften bis zu den yogischen Praktiken des alten Indiens. In diesen alten Lehren wurde die Fähigkeit, den Astralkörper vom physischen Körper zu trennen und in die astrale Welt zu reisen, als eine erhabene Kunst betrachtet, die nur von den Eingeweihten und den spirituell Fortgeschrittenen beherrscht wurde.

Eine der bekanntesten Techniken zur Förderung der Astralprojektion ist die sogenannte ›Astralreise‹. Bei dieser Praxis liegt der Praktizierende in einer entspannten Position und konzentriert sich auf das Loslassen des physischen Körpers und das Erheben des Astralkörpers. Durch Visualisierung, Atemtechniken und mentale Disziplin kann der Praktizierende eine Trennung von Körper und Geist erreichen und in den astralen Raum eintreten.

Die Verwendung von Trancezuständen und meditativen Techniken ist ebenfalls ein häufiger Ansatz zur Erleichterung der Astralprojektion. Indem der Praktizierende seinen Geist in einen Zustand tiefster Entspannung versetzt und sich auf den Fluss des Bewusstseins konzentriert, kann er eine erweiterte Wahrnehmung entwickeln und die Bindungen des physischen Körpers lösen.

Die moderne Psychologie hat auch Interesse an der Astralprojektion gezeigt und verschiedene Modelle zur Erklärung dieses Phänomens vorgeschlagen. Die Psychonautik, eine Disziplin, die sich mit der Erforschung des Bewusstseins befasst, betrachtet die Astralprojektion als eine Form der ›Altered State of Consciousness‹ und untersucht ihre Auswirkungen auf das individuelle Bewusstsein und die Wahrnehmung.

Träume und Astralkörper:
Die Bedeutung von Träumen in der
Erforschung des Astralkörpers

In diesem Kapitel erforschen wir die vielfältigen Facetten der Beziehung zwischen Träumen und dem Astralkörper und verstehen, wie Träume als Wegweiser zur Erforschung der subtilen Realitäten des menschlichen Seins dienen können.

Wir betrachten die verschiedenen Ansätze zur Deutung von Träumen in verschiedenen spirituellen Traditionen und erkennen ihre Bedeutung als Werkzeug zur Erweiterung des Bewusstseins und zur Vertiefung der spirituellen Praxis.

Träume sind seit jeher ein faszinierendes und mysteriöses Phänomen, das die Menschheit gleichermaßen fasziniert und verwirrt hat. In vielen spirituellen Traditionen und esoterischen Lehren werden Träume als Fenster zur astralen Welt betrachtet, als Tor zu den subtilen Ebenen des Bewusstseins, in denen der Astralkörper frei schwebt und wandert.

In der Psychologie werden Träume oft als Manifestationen des Unterbewusstseins betrachtet, als Ausdruck verborgener Wünsche, Ängste und Konflikte. Doch in esoterischen Traditionen wie dem Yoga, der Mystik und der Schamanismus werden

Träume als spirituelle Erfahrungen angesehen, die tiefe Einsichten in das Wesen des Astralkörpers und seiner Beziehung zum menschlichen Sein bieten.

Im Yoga und im Vedanta, den spirituellen Traditionen Indiens, spielen Träume eine wichtige Rolle in der Erforschung des Astralkörpers und seiner subtilen Energien. In den alten vedischen Schriften werden Träume als Manifestationen des ›Svapna‹, der astralen Welt, betrachtet, in der der Geist frei schwebt und in unbekannte Sphären eintaucht.

Die Praxis des sogenannten ›Traum-Yoga‹ oder ›Lucid Dreaming‹ zielt darauf ab, die Bewusstheit im Traumzustand zu erlangen und die Kontrolle über den Astralkörper zu erlangen. Durch die Schulung des Geistes und die Entwicklung von Achtsamkeit können Praktizierende ihre Träume bewusst lenken und den Astralkörper dazu nutzen, um die Grenzen der Realität zu überschreiten und spirituelle Einsichten zu gewinnen.

In der Mystik des Sufismus, einer mystischen Tradition des Islam, werden Träume als Botschaften des göttlichen Willens betrachtet, als Mittel der Führung und des spirituellen Wachstums. Die Sufis praktizieren die ›Traumarbeit‹, indem sie ihre Träume deuten und die verborgenen Bedeutungen hinter den Symbolen und Bildern erkennen, die ihnen im Traum erscheinen.

Auch im Schamanismus, den alten spirituellen Traditionen vieler indigener Kulturen, spielen Träume eine wichtige Rolle in der spirituellen Praxis. Schamanen betrachten Träume als Reisen des Astralkörpers in die spirituelle Welt, in der sie Kontakt mit den Geistern der Natur aufnehmen und Heilung und Weisheit empfangen.

Astralkörper und Meditation:
Die Suche nach spiritueller Erleuchtung

In diesem Kapitel erkunden wir die transformative Kraft der Meditation und ihre Rolle bei der Erforschung des Astralkörpers und der Suche nach spiritueller Erleuchtung. Wir betrachten die verschiedenen Praktiken und Traditionen der Meditation und verstehen, wie sie uns dabei helfen können, den Astralkörper zu erwecken, zu aktivieren und zu erkunden.

Meditation ist eine der ältesten und mächtigsten Praktiken zur Erforschung des menschlichen Geistes und der spirituellen Dimensionen des Seins. In vielen spirituellen Traditionen wird die Meditation als Schlüssel zur Erweckung des Astralkörpers und zur Suche nach spiritueller Erleuchtung betrachtet.

Die Praxis der Meditation ermöglicht es dem Praktizierenden, den Geist zu beruhigen, die Gedanken zu klären und eine tiefere Verbindung zum inneren Selbst herzustellen. Durch das Eintauchen in einen Zustand tiefer Stille und Präsenz kann der Meditierende eine direkte Erfahrung des Astralkörpers und seiner subtilen Energien machen.

In den östlichen Traditionen des Yoga und des Buddhismus wird die Meditation als Mittel zur Erweckung des ›Kundalini‹, der spirituellen Energie, betrachtet, die entlang der Wirbelsäule aufsteigt und den Astralkörper aktiviert. Durch die Praxis von Pranayama (Atemkontrolle), Asanas (Yoga-Übungen) und Dhyana (Meditation) kann der Meditierende die Kanäle des Astralkörpers öffnen und die subtilen Energien des Universums kanalisieren.

Die Zen-Tradition des Buddhismus betont die Praxis der ›Zazen‹, der sitzenden Meditation, als Mittel zur Erleuchtung und Befreiung von den Begrenzungen des Ego. Durch die Kultivierung von Achtsamkeit und Konzentration kann der Zen-Praktizierende eine direkte Erfahrung des Astralkörpers und seiner transpersonalen Dimensionen machen.

Auch im Westen hat die Meditation eine lange Tradition, die bis in die antiken griechischen und römischen Philosophien zurückreicht. Die christliche Mystik praktiziert die ›kontemplative Meditation‹ als Mittel zur Vereinigung mit Gott und zur Erweckung des göttlichen Funkens im Inneren des Menschen. Durch die Stille des Geistes und das Eintauchen in die Gegenwart Gottes kann der Mystiker eine direkte Erfahrung des Astralkörpers und seiner göttlichen Natur machen.

In der modernen Psychologie wird die Meditation zunehmend als Mittel zur Stressreduktion, zur Verbesserung der mentalen Gesundheit und zur Förderung des allgemeinen Wohlbefindens anerkannt. Die Achtsamkeitsmeditation, eine Form der Meditation, die sich auf die bewusste Wahrnehmung des gegenwärtigen Moments konzentriert, hat sich als wirksame Methode zur Erforschung des Astralkörpers und seiner subtilen Energien erwiesen.

Die wissenschaftliche Perspektive: Die Suche nach Beweisen für den Astralkörper

In diesem Kapitel untersuchen wir die verschiedenen Ansätze und Methoden, die von der Wissenschaft verwendet werden, um Beweise für den Astralkörper zu finden. Wir betrachten die Ergebnisse experimenteller Studien, die theoretischen Modelle der Neurowissenschaften und Psychologie sowie die Herausforderungen und Grenzen der wissenschaftlichen Erforschung dieses faszinierenden und kontroversen Phänomens.

Die Erforschung des Astralkörpers aus einer wissenschaftlichen Perspektive stellt eine Herausforderung dar, da das Konzept des Astralkörpers traditionell in esoterischen und spirituellen Kontexten verankert ist und sich nur schwer mit den Methoden und Ansätzen der modernen Wissenschaft vereinbaren lässt. Dennoch haben einige Forscher und Wissenschaftler versucht, empirische Beweise für die Existenz und die Eigenschaften des Astralkörpers zu finden.

Ein Bereich der wissenschaftlichen Forschung, der sich mit dem Phänomen der außerkörperlichen Erfahrungen und der Trennung von Geist und Körper befasst, ist die Parapsychologie. Parapsychologen untersuchen Phänomene wie Nahtoderfahrungen, außerkörperliche Reisen und Telepathie, um Hinweise auf die Existenz eines nicht-physischen Aspekts des menschlichen Bewusstseins zu finden.

Einige experimentelle Studien zur außerkörperlichen Erfahrung haben interessante Ergebnisse hervorgebracht, die darauf hindeuten könnten, dass das Bewusstsein tatsächlich unabhängig vom physischen Körper existieren kann. Beispielsweise wurden Fälle dokumentiert, in denen Personen während einer Nahtoderfahrung genaue Beobachtungen machen konnten, die sie nur gemacht haben könnten, wenn sie tatsächlich außerhalb ihres Körpers gewesen wären.

Neurowissenschaftler haben auch versucht, das Phänomen der außerkörperlichen Erfahrung aus einer materialistischen Perspektive zu erklären. Einige Forscher spekulieren, dass außerkörperliche Erfahrungen durch neurologische Störungen oder Veränderungen im Gehirn ausgelöst werden könnten, die zu einer Verzerrung der Wahrnehmung des eigenen Körpers führen.

In der Psychologie wird die außerkörperliche Erfahrung oft als eine Form der Dissoziation betrachtet, bei der das Bewusstsein vorübergehend von den normalen Wahrnehmungs- und Identitätsprozessen des Körpers getrennt ist. Diese Perspektive betont die Rolle der psychologischen und emotionalen Faktoren bei der Entstehung außerkörperlicher Erfahrungen.

Die Suche nach Beweisen für den Astralkörper aus wissenschaftlicher Sicht bleibt jedoch eine Herausforderung, da viele der Phänomene, die mit ihm verbunden sind, schwer zu reproduzieren und zu überprüfen sind. Darüber hinaus gibt es oft methodologische Probleme bei der Durchführung von Experimenten in diesem Bereich, da die Natur der außerkörperlichen Erfahrung subjektiv und schwer zu quantifizieren ist.

Die Rolle des Astralkörpers in der Psychologie: Analyse von C.G. Jungs Konzept des Unbewussten

In diesem Kapitel analysieren wir Jungs Konzept des Unbewussten und seine Rolle in der Psychologie. Wir betrachten die Bedeutung des Astralkörpers als Vermittler zwischen dem individuellen und dem kollektiven Unbewussten und erkennen seine Bedeutung für die Selbstentfaltung und spirituelle Entwicklung des Menschen.

Carl Gustav Jung*, einer der einflussreichsten Psychologen des 20. Jahrhunderts, prägte das Verständnis des Unbewussten und der menschlichen Psyche maßgeblich. Sein Konzept des Unbewussten geht über Freud hinaus und betont die transpersonale und spirituelle Dimension des menschlichen Seins.

> * = Carl Gustav Jung (* 26. Juli 1875 in Kesswil, Kanton Thurgau; † 6. Juni 1961 in Küsnacht, Kanton Zürich), meist kurz C. G. Jung, war ein Schweizer Psychiater und 1913 der Begründer der analytischen Psychologie. Anhänger dieser Richtung werden Jungianer genannt.
> → https://de.wikipedia.org/wiki/Carl_Gustav_Jung

Jung sah das Unbewusste als eine Quelle archetypischer Symbole, Bilder und Motive, die das kollektive Erbe der Menschheit repräsentieren. In seinen Schriften betonte er die Bedeutung von

Träumen, Fantasien und inneren Bildern als Ausdruck des Unbewussten und als Mittel zur Selbstentdeckung und Transformation.

Der Astralkörper, als subtiler Energiekörper, spielt eine wichtige Rolle in Jungs Konzept des Unbewussten. Jung glaubte, dass der Astralkörper eine Brücke zwischen dem individuellen und dem kollektiven Unbewussten bildet, eine Ebene des Bewusstseins, die transzendental ist und jenseits der Grenzen des rationalen Verstandes liegt.

In Jungs Analyse von Träumen und Fantasien sieht er den Astralkörper als Medium, durch das das Unbewusste seine Botschaften und Symbole kommuniziert. Träume werden als Manifestationen des Astralkörpers betrachtet, als Reisen des Geistes in die astrale Welt, in der die Archetypen und Symbole des kollektiven Unbewussten lebendig werden.

Ein zentrales Konzept in Jungs Psychologie ist das des ›Individuationsprozesses‹, der Suche nach Ganzheit und Integration des Selbst. Der Astralkörper spielt eine entscheidende Rolle in diesem Prozess, da er dem Individuum ermöglicht, die transpersonalen Dimensionen des Bewusstseins zu erkunden und eine direkte Verbindung zum kollektiven Unbewussten herzustellen.

Jung betrachtete die Auseinandersetzung mit dem Astralkörper als eine Quelle spiritueller Erkenntnis und persönlicher Transformation. Durch die Integration der subtilen Energien des Astralkörpers in das individuelle Bewusstsein kann der Mensch ein tieferes Verständnis seiner selbst und seiner Beziehung zum Kosmos erlangen.

Astralkörper und Quantenphysik: Die Suche nach einer Verbindung zwischen Wissenschaft und Esoterik

In diesem Kapitel erkunden wir die verschiedenen Ansätze und Hypothesen zur Verbindung zwischen dem Astralkörper und der Quantenphysik.

Wir betrachten die Parallelen und Unterschiede zwischen den esoterischen Vorstellungen des Astralkörpers und den grundlegenden Prinzipien der Quantenphysik und erkennen die Herausforderungen und Möglichkeiten einer Integration dieser beiden Welten.

Die Beziehung zwischen Esoterik und Wissenschaft, insbesondere der Quantenphysik, hat seit langem die Neugierde von Forschern und Suchenden gleichermaßen geweckt. Die Quantenphysik, eine der fundamentalsten und faszinierendsten Disziplinen der modernen Wissenschaft, beschäftigt sich mit den subtilen und oft paradoxen Eigenschaften der mikroskopischen Welt.

In der esoterischen Tradition wird der Astralkörper als eine Form von subtiler Energie oder Schwingung betrachtet, die den physischen Körper durchdringt und beeinflusst. Diese

Vorstellung ähnelt den Konzepten der Quantenphysik, die postulieren, dass die materielle Welt letztendlich aus Energiefeldern und Wellenfunktionen besteht.

Eine mögliche Verbindung zwischen dem Astralkörper und der Quantenphysik liegt in der Idee der Nichtlokalität, die besagt, dass subatomare Partikel miteinander verbunden sein können, unabhängig von der Entfernung zwischen ihnen. Dieses Phänomen erinnert an die esoterische Vorstellung eines kollektiven Bewusstseinsfeldes, in dem alle Dinge miteinander verbunden sind.

Ein weiterer interessanter Aspekt ist die Rolle des Beobachters in der Quantenphysik. Nach den Prinzipien der Quantenmechanik kann der Akt des Beobachtens das Verhalten subatomarer Partikel beeinflussen und sogar determinieren. Dies erinnert an die esoterische Vorstellung, dass das Bewusstsein eine aktive Rolle bei der Gestaltung der Realität spielt und dass die Gedanken und Emotionen des Menschen die energetischen Strukturen des Astralkörpers formen.

Einige Forscher und Esoteriker spekulieren, dass die subtilen Energien des Astralkörpers auf quantenphysikalische Phänomene wie Verschränkung und Nichtlokalität zurückzuführen sein könnten. Dies würde bedeuten, dass der Astralkörper nicht nur ein Konstrukt des Geistes ist, sondern auch eine reale, energetische Entität, die mit den grundlegenden Gesetzen des Universums in Resonanz steht.

Die Suche nach einer Verbindung zwischen dem Astralkörper und der Quantenphysik ist jedoch noch immer Gegenstand intensiver Diskussion und Spekulation. Während einige Forscher und Esoteriker glauben, dass die Quantenphysik eine Brücke zwischen Wissenschaft und Esoterik schlagen kann, bleiben andere skeptisch und betonen die Unterschiede und Grenzen zwischen den beiden Bereichen.

Kontroverse und Kritik:

Skeptische Ansichten zum Astralkörper

In diesem Kapitel untersuchen wir die skeptischen Ansichten zum Astralkörper und die Kontroverse, die um dieses Konzept besteht.

Wir betrachten die Argumente der Kritiker und die Herausforderungen, die sie für die esoterischen Überzeugungen darstellen. Gleichzeitig erkennen wir die Vielfalt der Perspektiven und Überzeugungen, die die Debatte über den Astralkörper prägen und die Suche nach einem tieferen Verständnis des menschlichen Bewusstseins und der spirituellen Realität vorantreiben.

Obwohl der Astralkörper in esoterischen und spirituellen Traditionen eine bedeutende Rolle spielt, gibt es auch skeptische Stimmen und kritische Ansichten zu diesem Konzept. Die Kontroverse um den Astralkörper entsteht aus der Spannung zwischen esoterischer Überzeugung und wissenschaftlicher Skepsis.

Ein Hauptargument der Skeptiker ist die mangelnde wissenschaftliche Evidenz für die Existenz und die Eigenschaften des Astralkörpers. Die meisten der Phänomene, die mit dem Astralkörper verbunden sind, wie außerkörperliche Erfahrungen und astrale Reisen, lassen sich nicht reproduzierbar unter kontrollierten Bedingungen nachweisen.

Darüber hinaus sind viele der esoterischen Vorstellungen über den Astralkörper schwer messbar und überprüfbar. Die Idee, dass der Astralkörper eine Art ›Energiekörper‹ ist, der den physischen Körper umgibt und beeinflusst, widerspricht den Grundprinzipien der Physik und Biologie.

Ein weiterer Kritikpunkt betrifft die Interpretation von außerkörperlichen Erfahrungen und astralen Reisen als rein subjektive Phänomene, die durch neurologische Prozesse, Träume oder Halluzinationen erklärt werden können. Skeptiker argumentieren, dass es keine überzeugenden Beweise dafür gibt, dass diese Erfahrungen tatsächlich eine reale Trennung des Bewusstseins vom physischen Körper darstellen.

Einige Kritiker werfen den Anhängern des Astralkörper-Konzepts auch vor, dass es sich um eine Form von Aberglauben handelt, die auf irrationale Überzeugungen und mystische Vorstellungen zurückgeht. Sie argumentieren, dass der Glaube an den Astralkörper dazu führen kann, dass Menschen irrationale Entscheidungen treffen und sich von der rationalen Untersuchung der Realität entfernen.

Die Kontroverse um den Astralkörper spiegelt die tiefgreifenden Unterschiede in den Weltanschauungen und Überzeugungen wider, die die Menschheit seit jeher geprägt haben. Während einige Menschen fest an die Realität des Astralkörpers glauben und ihn als ein wichtiges Werkzeug zur spirituellen Entwicklung betrachten, bleiben andere skeptisch und sehen ihn als ein Produkt der menschlichen Vorstellungskraft und Fantasie.

Außerkörperliche Erfahrungen:

Berichte und Studien

In diesem Kapitel untersuchen wir die vielfältigen Berichte und Studien zu außerkörperlichen Erfahrungen.

Wir betrachten die historische Entwicklung dieses Phänomens, die verschiedenen Ansätze zur Erforschung und Erklärung sowie die kontroversen Debatten und Fragen, die damit verbunden sind. Letztendlich liegt es am Leser, zu entscheiden, welche Bedeutung er diesen faszinierenden Erfahrungen beimisst und welchen Einfluss sie auf unser Verständnis des menschlichen Bewusstseins haben.

Außerkörperliche Erfahrungen* (AKE) gehören zu den faszinierendsten und kontroversesten Phänomenen des menschlichen Bewusstseins. Bei einer AKE hat eine Person das Gefühl, ihren physischen Körper zu verlassen und sich von ihm zu trennen, oft verbunden mit dem Erleben einer räumlichen Trennung oder der Wahrnehmung einer ›Astralebene‹.

---

* = Außerkörperliche Erfahrung (AKE), englisch out-of-body experience (OBE oder seltener OOBE), ist ein Erlebnis, bei dem sich die Betroffenen nach eigenen Angaben außerhalb ihres eigenen Körpers befinden, manche können dabei ihren eigenen ruhenden Körper betrachten (eine Variante einer Autoskopie).

Das AKE-Phänomen kann bei Übermüdung oder bei Klarträumen auftreten, in außergewöhnlichen Bewusstseinszuständen und auch unter Einfluss von psychotropen Substanzen. AKE konnten künstlich und wiederholbar im Labor erzeugt werden, sowohl durch eine bestimmte Verfälschung der Wahrnehmung durch multimediale Simulationen als auch durch gezielte physikalische Beeinflussung der Nervenaktivität des Gehirns von außen.

In der Neurowissenschaft werden krankhafte AKE-Erlebnisse den dissoziativen Störungen zugeordnet, die etwa durch Unfälle oder vorübergehendes Kreislaufversagen hervorgerufen werden können oder durch geringere Einschnitte wie Müdigkeit oder Stress zustande kommen. Auch über Auftreten bei Migräne oder epileptischen Anfällen wurde berichtet. Außerkörperliche Erfahrungen können zudem eines der Symptome einer Depersonalisationsstörung sein. Diese wird in Deutschland sehr selten diagnostiziert, und zwar nur wenn die Betroffenen in klinisch bedeutsamer Weise darunter leiden.
→ https://de.wikipedia.org/wiki/Au%C3%9Ferk%C3%B6rperliche_Erfahrung

Berichte über außerkörperliche Erfahrungen reichen bis in die Antike zurück und finden sich in den Schriften vieler Kulturen und Religionen. In der modernen Zeit wurden AKE durch wissenschaftliche Studien und persönliche Berichte weiter untersucht.

Eine bemerkenswerte Studie stammt von Robert Monroe (1915 - 1995), einem Pionier auf dem Gebiet der außerkörperlichen Erfahrungen. In den 1950er Jahren gründete Monroe das Monroe Institute, um AKE zu erforschen und zu fördern. Er führte zahlreiche Experimente durch, bei denen Probanden angaben, außerhalb ihres Körpers zu schweben und verschiedene Orte zu besuchen.

Ein weiterer bedeutender Beitrag zur Erforschung von AKE stammt von Dr. Karlis Osis und Dr. Erlendur Haraldsson. In den 1970er Jahren führten sie eine Studie durch, bei der sie Menschen untersuchten, die behaupteten, außerkörperliche Erfahrungen gehabt zu haben. Sie fanden heraus, dass viele dieser Berichte übereinstimmende Elemente aufwiesen, wie zum Beispiel die Wahrnehmung des eigenen Körpers von außen.

In den letzten Jahrzehnten haben neurowissenschaftliche Untersuchungen auch versucht, AKE zu erklären. Eine Theorie besagt, dass diese Erfahrungen durch Veränderungen im Gehirn ausgelöst werden, wie zum Beispiel durch Störungen im Gleichgewicht der sensorischen Signale oder durch bestimmte neurochemische Prozesse.

Dennoch bleiben außerkörperliche Erfahrungen ein rätselhaftes Phänomen, das viele Fragen aufwirft. Einige Forscher betrachten sie als reine Halluzinationen oder Träume, während andere glauben, dass sie einen Einblick in die Funktionsweise des menschlichen Bewusstseins und der Realität geben könnten.

Astralkörper und Gesundheit: Die Verbindung zwischen Subtilität und Wohlbefinden

In diesem Kapitel untersuchen wir die verschiedenen Perspektiven auf die Verbindung zwischen dem Astralkörper und der Gesundheit.

Wir betrachten die esoterischen Vorstellungen von energetischer Gesundheit, die Ansätze der alternativen Heilmethoden und die kontroversen Debatten über die Bedeutung des Astralkörpers für das allgemeine Wohlbefinden. Letztendlich liegt es am Leser, zu entscheiden, welche Bedeutung er dieser faszinierenden Verbindung beimisst und welchen Einfluss sie auf sein eigenes Gesundheitsverständnis hat.

Die esoterische Vorstellung des Astralkörpers bringt oft eine Diskussion über seine potenzielle Rolle im Zusammenhang mit der menschlichen Gesundheit hervor. Während die Schulmedizin den Astralkörper nicht als einen physischen Aspekt des Körpers betrachtet, sondern als eine energetische oder spirituelle Entität, gibt es dennoch Ansätze, die darauf hinweisen, dass die Gesundheit des Astralkörpers eine wichtige Rolle für das allgemeine Wohlbefinden spielen könnte.

Die Anhänger der esoterischen Traditionen glauben, dass der Astralkörper eine Art ›Energiekörper‹ ist, der den physischen Körper umgibt und durchdringt. Nach ihren Vorstellungen können Störungen oder Blockaden im Astralkörper zu physischen, emotionalen oder geistigen Beschwerden führen. Diese Vorstellung ähnelt den Konzepten der traditionellen chinesischen Medizin (TCM)* und des Ayurveda, die ebenfalls die Existenz subtiler Energien im Körper postulieren und ihre Auswirkungen auf die Gesundheit betonen.

* = In der traditionellen chinesischen Medizin (TCM, chinesisch 中醫學 / 中医学, Pinyin zhōngyīxué – ›Lehre der Chinesischen Medizin‹, umgangssprachlich meist 中醫 / 中医, zhōngyī – ›chinesische Medizin‹, selten 漢醫學 / 汉医学, hànyīxué – ›Lehre der Han-Medizin‹) werden viele historisch unterschiedliche chinesische Behandlungsformen sowie einige diagnostische Modalitäten zusammengefasst. Die TCM beruht auf Annahmen, die der taoistischen Philosophie entstammen. Der heutige TCM-Begriff entstand historisch etwa gegen Ende des 19. Jh. bzw. Anfang des 20. Jh. in China und wurde 1936 erstmals offiziell von der Regierung der Kuomintang (Republik China (1912–1949)) als TCM (中醫) in den ›Regelungen zur TCM‹ (中醫條例) gesetzlich erwähnt. Später nach dem Bürgerkrieg wurde der Begriff vom kommunistischen Politiker und Machthaber Mao Zedong aufgegriffen und als ideologisch motiviertes Instrument weiter genutzt. Die ›im Westen‹ gebräuchliche Bezeichnung traditionelle chinesische Medizin ist in China unüblich.

Zu den therapeutischen Verfahren der TCM zählen vor allem die Arzneimitteltherapie und die Akupunktur sowie die Moxibustion (Erwärmung von Akupunkturpunkten). Zusammen mit Massagetechniken wie Tuina Anmo und Shiatsu, mit Bewegungsübungen wie Qigong und Taijiquan und mit einer am Wirkprofil der Arzneien ausgerichteten Diätetik werden die Verfahren heute gerne als die ›fünf Säulen‹ der chinesischen Therapie bezeichnet. Die TCM ist die traditionelle Heilkunde mit dem größten Verbreitungsgebiet, besonders die Akupunktur wird heute weltweit praktiziert. Ursprünglich hatten die zahlreichen Modalitäten ein Verbreitungsgebiet im ostasiatischen Raum, insbesondere Vietnam, Korea und Japan. Auf dieser Grundlage entwickelten sich spezielle Varianten in diesen Ländern, wie zum Beispiel die japanische Kanpō-Medizin.

Von wissenschaftlicher Seite wird eine therapeutische Wirksamkeit vieler Behandlungsmethoden der TCM bestritten und etliche Behandlungsmethoden werden als pseudowissenschaftlich betrachtet. Generell widersprechen die Annahmen der TCM den heutigen Fakten über Physiologie oder der Anatomie des Menschen.

Zudem ist die Nutzung der traditionellen Heilkunde in der Volksrepublik China eine Ursache für den illegalen Wildtierhandel sowie das Töten und Schmuggeln gefährdeter Tierarten. So wird Elfenbein als chinesisches Potenzmittel und Aphrodisiakum genutzt, was ein Grund für die Gefährdung der Population afrikanischer Elefanten, aber auch von Nashörnern ist.

Trotzdem unterstützt Xi Jinping, jetziger Generalsekretär der Kommunistischen Partei Chinas und ›Überragender Führer‹, die traditionelle chinesische Medizin und nennt sie ein ›Juwel‹ gegenüber der ›westlichen Medizin‹. Die Regierung will deren Nutzung ausweiten und die Zahl der Heilpraktiker erhöhen. Studenten der TCM müssen keine medizinischen Prüfungen auf der Grundlage der westlichen Medizin mehr ablegen, sondern lediglich eine Lehrlingsausbildung absolvieren. Wissenschaftler weisen darauf hin, dass Produzenten von TCM-Arzneimitteln nach wie vor mit deren Unbedenklichkeit zu kämpfen hätten, da toxische Inhaltsstoffe vorkommen können; eine Minimierung von Anforderungen an klinische Studien könne mehr Patienten in Gefahr bringen. Zensoren der Regierung entfernen Internetinhalte, welche die TCM in Frage stellen.
→ https://de.wikipedia.org/wiki/Traditionelle_chinesische_Medizin

Einige alternative Heilmethoden, wie zum Beispiel Reiki oder Prana-Heilung, basieren auf der Annahme, dass durch die Manipulation der energetischen Strukturen des Astralkörpers eine Heilung von Krankheiten und Beschwerden erreicht werden kann. Diese Techniken zielen darauf ab, Blockaden im Energiefluss des Astralkörpers zu lösen und das Gleichgewicht zwischen Körper, Geist und Seele wiederherzustellen.

In der Psychosomatik wird auch die Verbindung zwischen dem Astralkörper und der Entstehung von Krankheiten untersucht. Einige Forscher glauben, dass emotionale oder psychische Probleme, die im Astralkörper gespeichert sind, sich im Laufe der Zeit in physischen Beschwerden manifestieren können. In diesem Sinne wird die Gesundheit des Astralkörpers als ein wichtiger Aspekt der ganzheitlichen Gesundheitspflege betrachtet.

Es ist wichtig anzumerken, dass die Vorstellung eines Astralkörpers und seine potenzielle Rolle bei der Gesundheit weitgehend kontrovers diskutiert werden. Während einige Menschen fest daran glauben, dass die Pflege des Astralkörpers essentiell für das Wohlbefinden ist, betrachten andere diese Vorstellung als rein esoterisches Konzept ohne wissenschaftliche Grundlage.

Die Philosophie des Astralkörpers: Existenz, Identität und Spiritualität

In diesem Kapitel erkunden wir die verschiedenen Aspekte der Philosophie des Astralkörpers und ihre Bedeutung für das Verständnis der Existenz, Identität und Spiritualität.

Wir betrachten die tiefgründigen Fragen, die sie aufwirft, und die Weisheit, die sie für die Suche nach Sinn und Erfüllung im Leben bereithält. Letztendlich lädt uns die Philosophie des Astralkörpers dazu ein, über die Begrenzungen des materiellen Denkens hinauszugehen und eine tiefere Wirklichkeit jenseits der sichtbaren Welt zu erkunden.

Die Vorstellung des Astralkörpers wirft tiefgründige Fragen nach der Natur der Existenz, der Identität und der Spiritualität auf. In den esoterischen Traditionen wird der Astralkörper oft als eine subtile Manifestation des Selbst betrachtet, die über den physischen Körper hinausreicht und eine Verbindung zu höheren Dimensionen oder spirituellen Ebenen herstellt.

Ein zentrales Konzept in der Philosophie des Astralkörpers ist die Idee der Multidimensionalität des menschlichen Wesens. Gemäß dieser Vorstellung existiert der Mensch nicht nur auf der physischen Ebene, sondern auch auf subtileren Ebenen des Seins. Der Astralkörper wird als ein Medium betrachtet, das es dem individuellen Bewusstsein ermöglicht, über die Begrenzungen des materiellen Daseins hinauszugehen und eine direkte Erfahrung des spirituellen Selbst zu erleben.

Die Identität des Astralkörpers ist eng mit dem Konzept der Seele verbunden. In vielen esoterischen Lehren wird angenommen, dass der Astralkörper eine Art ›Seele‹ oder ›Geist‹ ist, der den physischen Körper überdauert und nach dem Tod weiterexistiert. Diese Vorstellung spiegelt sich in verschiedenen religiösen und spirituellen Traditionen wider, die an die Unsterblichkeit der Seele und die Reinkarnation glauben.

Die Philosophie des Astralkörpers betont auch die Bedeutung der spirituellen Entwicklung und Selbsterkenntnis. Durch die Arbeit mit dem Astralkörper, sei es durch Meditation, Visualisierung oder andere spirituelle Praktiken, streben Menschen danach, eine tiefere Verbindung zu ihrem innersten Wesen herzustellen und ihr spirituelles Potenzial zu entfalten.

Ein weiterer wichtiger Aspekt ist die Vorstellung der Astralreisen oder astralen Projektionen, bei denen das Bewusstsein den physischen Körper verlässt und sich frei durch die astralen Ebenen bewegt. Diese Erfahrungen werden oft als Erweiterung des individuellen Bewusstseins und als Möglichkeit zur Erkundung der spirituellen Realitäten betrachtet.

Insgesamt repräsentiert die Philosophie des Astralkörpers eine tiefgreifende Auseinandersetzung mit den fundamentalen Fragen des menschlichen Seins. Sie lädt dazu ein, die Grenzen des materiellen Daseins zu überschreiten und eine tiefere Verbindung zu unserer inneren Essenz und zur universellen Wirklichkeit herzustellen.

Astralkörper und Kunst: Die Darstellung in Literatur, Film und Kunst

In diesem Kapitel betrachten wir die vielfältigen Darstellungen des Astralkörpers in Literatur, Film und Kunst.

Wir erkunden die künstlerischen Interpretationen dieses faszinierenden Konzepts und die Art und Weise, wie es die menschliche Vorstellungskraft und Kreativität seit Jahrhunderten inspiriert und beflügelt hat. Letztendlich laden uns diese Darstellungen dazu ein, über die Grenzen des sichtbaren und materiellen Daseins hinauszugehen und eine tiefere Wirklichkeit zu erkunden, die jenseits der Oberfläche des Lebens liegt.

Die Vorstellung des Astralkörpers hat Künstler und Kreative seit jeher inspiriert und findet ihren Ausdruck in verschiedenen künstlerischen Medien wie Literatur, Film und bildender Kunst. Diese Darstellungen reflektieren oft die mystische und metaphysische Dimension des Astralkörper-Konzepts und laden den Betrachter ein, über die Grenzen des sichtbaren und materiellen Daseins hinauszugehen.

In der Literatur finden sich zahlreiche Beispiele für die Darstellung des Astralkörpers. Schon in antiken Texten wie den vedischen Schriften oder den Werken Platons wird über die Trennung des Geistes vom Körper und das Erleben höherer Realitäten berichtet. Später finden sich ähnliche Motive in der mystischen Literatur des Mittelalters und der Renaissance, wie zum Beispiel in den Schriften von Meister Eckhart oder Hildegard von Bingen.

Im 19. und 20. Jahrhundert erfährt das Thema des Astralkörpers eine Renaissance in der romantischen Literatur und der esoterischen Philosophie. Autoren wie Edgar Allan Poe, H.P. Lovecraft (1890 - 1937) und Arthur Conan Doyle (1859 - 1930) beschäftigen sich in ihren Werken mit dem Übernatürlichen und dem Jenseits, wobei der Astralkörper oft eine zentrale Rolle spielt.

Auch im Bereich des Films finden sich zahlreiche Darstellungen des Astralkörpers. Filme wie ›Inception‹ von Christopher Nolan oder ›The Matrix‹ der Wachowski-Geschwister thematisieren die Grenzen der Realität und die Möglichkeit, sich von den Fesseln des materiellen Daseins zu befreien. Der Astralkörper wird dabei als eine Art Projektion des Geistes dargestellt, die es ermöglicht, andere Realitäten zu erforschen und zu beeinflussen.

In der bildenden Kunst wird der Astralkörper oft symbolisch dargestellt, zum Beispiel als eine strahlende Aura um den menschlichen Körper oder als eine schwebende Gestalt, die sich von der Erde erhebt. Künstler wie Wassily Kandinsky (1866 - 1944), Hilma af Klint (1862 - 1944) und Salvador Dalí

56

(1904 - 1989) haben sich mit spirituellen Themen und der Suche nach einer höheren Realität beschäftigt, wobei der Astralkörper eine zentrale Rolle spielt.

Insgesamt spiegeln die Darstellungen des Astralkörpers in Kunst und Literatur die tiefgreifenden Fragen und Sehnsüchte der menschlichen Seele wider. Sie laden den Betrachter ein, über die materielle Welt hinauszugehen und eine tiefere Verbindung zu den spirituellen Dimensionen des Seins herzustellen.

Die Zukunft des Astralkörpers: Neue Perspektiven und Forschungsbereiche

In diesem Kapitel erkunden wir die neuen Perspektiven und Forschungsbereiche im Zusammenhang mit dem Astralkörper. Wir betrachten die aktuellen Entwicklungen und die potenziellen Zukunftsszenarien, die sich aus der Erforschung dieses faszinierenden Phänomens ergeben. Letztendlich lädt uns die Zukunft des Astralkörpers dazu ein, unsere Vorstellungen von Realität und Bewusstsein zu erweitern und eine tiefere Verbindung zur universellen Wirklichkeit herzustellen.

Die Vorstellung des Astralkörpers bleibt auch in der modernen Zeit ein faszinierendes und kontrovers diskutiertes Thema, das weiterhin neue Perspektiven und Forschungsbereiche eröffnet. Während einige skeptisch bleiben und den Astralkörper als rein esoterisches Konzept betrachten, erkennen andere die Potenziale für eine tiefere Erforschung der menschlichen Natur und des Bewusstseins.

Ein aufstrebendes Forschungsgebiet im Zusammenhang mit dem Astralkörper ist die Neurobiologie des Bewusstseins. Neue Technologien wie funktionelle Magnetresonanztomographie (fMRI) und Elektroenzephalographie (EEG) ermöglichen es den Wissenschaftlern, die Gehirnaktivität während außerkörperlicher Erfahrungen oder spiritueller Praktiken zu untersuchen. Durch die Integration von neurowissenschaftlichen Methoden und esoterischen Konzepten hoffen Forscher, ein tieferes Verständnis für die Natur des Bewusstseins und seine Beziehung zum Astralkörper zu gewinnen.

Ein weiterer vielversprechender Ansatz ist die Erforschung der Quantenphysik und ihrer möglichen Verbindung zum Astralkörper. Einige Physiker und Esoteriker spekulieren über die Existenz subtiler Energiefelder oder multidimensionaler Realitäten, die mit dem Astralkörper in Verbindung stehen könnten. Durch experimentelle Untersuchungen und theoretische Modelle streben sie danach, die Grenzen zwischen Wissenschaft und Esoterik zu überwinden und neue Einsichten in die Natur der Realität zu gewinnen.

In der Psychologie interessieren sich Forscher zunehmend für die Rolle des Astralkörpers bei der Entwicklung des Selbst und der psychischen Gesundheit. Untersuchungen zur Selbsterfahrung, zur Traumdeutung und zur Persönlichkeitsentwicklung werfen Licht auf die Beziehung zwischen dem individuellen Bewusstsein und seinem astralen Gegenstück. Durch die Integration esoterischer Konzepte in die psychotherapeutische Praxis hoffen einige Therapeuten, neue Wege zur Heilung und Selbstverwirklichung zu eröffnen.

Die Zukunft des Astralkörpers birgt auch Potenziale für die spirituelle Entwicklung und das persönliche Wachstum. Im Zeitalter der Digitalisierung und der globalen Vernetzung suchen immer mehr Menschen nach einem tieferen Sinn und einer transzendenten Erfahrung jenseits des Alltags. Esoterische Schulen und spirituelle Lehrer bieten Wege zur Entfaltung des Astralkörpers und zur Erweiterung des Bewusstseins an, die darauf abzielen, eine tiefere Verbindung zur inneren Quelle der Weisheit und zur universellen Wirklichkeit herzustellen.

Insgesamt steht die Zukunft des Astralkörpers vor vielen Herausforderungen und Chancen. Während die Skeptiker weiterhin die wissenschaftliche Validität des Konzepts in Frage stellen, öffnen sich neue Türen für die Erforschung und Anwendung in verschiedenen Disziplinen. Durch die Integration von Wissenschaft und Spiritualität, von Technologie und Tradition hoffen Forscher und Praktiker, eine neue Ära des Verständnisses und der Entfaltung des menschlichen Potenzials einzuleiten.

Zusammenfassung und Ausblick: Die Bedeutung des Astralkörpers in der heutigen Welt

Der Astralkörper ist ein faszinierendes Konzept, das seit Jahrhunderten die menschliche Vorstellungskraft beflügelt und verschiedene Kulturen und Traditionen geprägt hat.

In der heutigen Welt gewinnt das Verständnis und die Auseinandersetzung mit dem Astralkörper zunehmend an Bedeutung, da immer mehr Menschen nach einem tieferen Sinn und einer transzendenten Erfahrung in ihrem Leben suchen.

Der Astralkörper repräsentiert die subtile Dimension des menschlichen Seins, die über den physischen Körper hinausreicht und eine Verbindung zu höheren Ebenen der Realität oder des Bewusstseins herstellt. Er wird oft als Träger von Emotionen, Gedanken und spirituellen Erfahrungen betrachtet und bietet eine Möglichkeit zur Erweiterung des individuellen Bewusstseins und zur Entfaltung des spirituellen Potenzials.

In der heutigen Welt spielt der Astralkörper eine wichtige Rolle in verschiedenen Bereichen des menschlichen Lebens. In der Spiritualität und Esoterik dient er als Schlüssel zur Erkenntnis und zur Suche nach dem inneren Selbst. Spirituelle

Praktiken wie Meditation, Yoga und Astralprojektion zielen darauf ab, eine tiefere Verbindung zum Astralkörper herzustellen und eine direkte Erfahrung der spirituellen Realität zu ermöglichen.

Auch in der Psychologie und Psychotherapie gewinnt der Astralkörper an Bedeutung als Instrument zur Selbsterkenntnis und zur Heilung. Durch die Integration esoterischer Konzepte und spiritueller Praktiken in die psychotherapeutische Praxis suchen Therapeuten nach neuen Ansätzen zur Behandlung von psychischen Störungen und zur Förderung des persönlichen Wachstums.

In der Wissenschaft und Philosophie stellt der Astralkörper eine Herausforderung und eine Inspiration dar. Während einige Forscher skeptisch bleiben und die wissenschaftliche Validität des Konzepts anzweifeln, erkennen andere die Potenziale für eine tiefere Erforschung der menschlichen Natur und des Bewusstseins. Durch die Integration von neurowissenschaftlichen Methoden, quantenphysikalischen Konzepten und esoterischen Traditionen streben sie nach einem umfassenden Verständnis des Astralkörpers und seiner Rolle im menschlichen Leben.

Die Bedeutung des Astralkörpers in der heutigen Welt liegt nicht nur in seiner Funktion als Schlüssel zur spirituellen Erleuchtung oder zur psychotherapeutischen Heilung, sondern auch in seiner Fähigkeit, eine Brücke zwischen Wissenschaft und Spiritualität zu schlagen. Indem wir die Grenzen des sichtbaren und materiellen Daseins überschreiten und eine tiefere

Verbindung zur universellen Wirklichkeit herstellen, laden uns der Astralkörper dazu ein, unsere Vorstellungen von Realität und Bewusstsein zu erweitern und eine neue Ära des menschlichen Potenzials einzuleiten.

In diesem Buch haben wir die Geschichte, die Philosophie und die praktischen Anwendungen des Astralkörpers erkundet. Wir haben gesehen, wie dieses faszinierende Konzept die menschliche Vorstellungskraft seit Jahrhunderten beflügelt hat und weiterhin eine wichtige Rolle in der heutigen Welt spielt. Möge dieses Buch dazu beitragen, das Verständnis und die Wertschätzung für den Astralkörper zu vertiefen und neue Wege der Erforschung und Anwendung in unserem eigenen Leben zu eröffnen.

Über den Autor

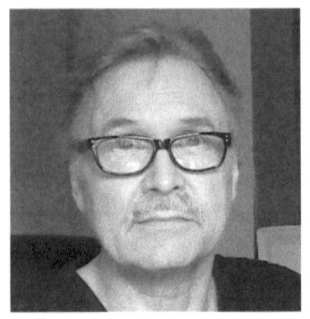

Lutz Spilker wurde im Jahre 1955 in Duisburg geboren.

Bevor er zum Schreiben von Romanen und Dokumentationen fand, verließen bisher unzählige Kurzgeschichten, Kolumnen und Versdichtungen seine Feder.

In seinen Büchern befasst er sich vorrangig mit dem menschlichen Bewusstsein und der damit verbundenen Wahrnehmung. Seine Grenzen sind nicht die, welche mit der Endlichkeit des Denkens, des Handelns und des Lebens begrenzt werden, sondern jene, die der empirischen Denkform noch nicht unterliegen.

Es sind die Möglichkeiten des Machbaren, die Dinge, welche sich allein in der Vorstellung eines jeden Menschen darstellen und aufgrund der Flüchtigkeit des Geistes unbewiesen bleiben. Die Erkenntnis besitzt ihre Gültigkeit lediglich bis zur Erlangung einer neuen und die passiert zu jeder weiteren Sekunde.

Die Welt von Lutz Spilker beginnt dort, wo zu Beginn allen Seins nichts Fassbares war, als leerer Raum. Kein Vorne, kein Hinten, kein Oben und kein Unten. Kein Glaube, kein Wissen, keine Moral, keine Gesetze und keine Grenzen. Nichts.

In Lutz Spilkers Romanen passieren heimtückische Morde ebenso wie die Zauber eines Märchens. Seine Bücher sind oftmals Thriller, Krimi, Abenteuer, Science Fiction, Fantasy und selbst Love-Story in einem.

»Ich liebe die Sprache: Sie vermag zu streicheln, zu liebkosen und zu Tränen zu rühren. Doch sie kann ebenso stachelig sein, wie der Dorn einer Rose und mit nur einem Hieb zerschmettern.«

In dieser Reihe sind bisher erschienen

Die Erfindung der Langeweile
Die Erfindung des Menschen
Die Erfindung des Geldes
Die Erfindung des Teufels
Die Erfindung des Erfolgs
Die Erfindung der Sterblichkeit
Die Erfindung der Lüge
Die Erfindung der Freiheit
Die Erfindung des Todes
Die Erfindung der Welt
Die Erfindung des Inselmenschen
Die Erfindung der Zeit
Die Erfindung der Seele
Die Erfindung der Politik
Die Erfindung des Gewissens
Die Erfindung der Religion
Die Erfindung der Schuld
Die Erfindung der Gerechtigkeit
Die Erfindung des Friedens
Die Erfindung des Selbstgesprächs
Die Erfindung der Zukunft
Die Erfindung der Pornographie
Die Erfindung der Verschwendung
Die Erfindung des Erwachsenseins
Die Erfindung der Hölle
Die Erfindung der Überbevölkerung
Die Erfindung des Himmels
Die Erfindung der Monarchie

Die Erfindung der Unterhaltung
Die Erfindung der Sprache
Die Erfindung der Musik
Die Erfindung der Wiedergeburt
Die Erfindung des Zufalls
Die Erfindung der Namen
Die Erfindung des Bewusstseins
Die Erfindung des freien Willens
Die Erfindung des Wahrsagens
Die Erfindung der Körpersprache
Die Erfindung des Schlafs
Die Erfindung der Sklaverei
Die Erfindung der Angst
Die Erfindung der Vernunft
Die Erfindung des Vollmonds
Die Erfindung des Vitamin B
Die Erfindung des Make-Up
Die Erfindung des Weihnachtsfestes
Die Erfindung des Ku-Klux-Klan
Die Erfindung des Träumens
Die Erfindung der Flaschenpost
Die Erfindung der Mafia
Die Erfindung der Freimaurer
Die Erfindung der Freibeuter
Die Erfindung der Raumfahrt
Die Erfindung der Tempelritter
Die Erfindung des ADHS-Syndroms
Die Erfindung der Homöopathie
Die Erfindung der Freizeitparks
Die Erfindung des Werwolfs
Die Erfindung des Astralkörpers

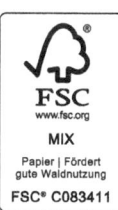

Zeitfracht Medien GmbH
Ferdinand-Jühlke-Straße 7
99095 Erfurt, Deutschland
produktsicherheit@kolibri360.de